AF385331

ESSAI

SUR LA

GANGRÈNE FOUDROYANTE

TRAUMATIQUE

PAR

Léon JUBIN,

Docteur en médecine de la Faculté de Paris,
Ex-interne des hôpitaux de Lyon.

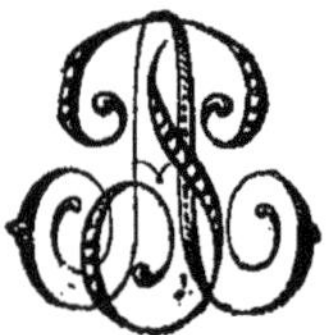

PARIS

A. PARENT, IMPRIMEUR DE LA FACULTÉ DE MÉDECINE

31, RUE MONSIEUR-LE-PRINCE, 31

—

1876

ESSAI

SUR

LA GANGRÈNE FOUDROYANTE TRAUMATIQUE

ESSAI

SUR LA

GANGRÈNE FOUDROYANTE

TRAUMATIQUE

PAR

Léon JUBIN,

Docteur en médecine de la Faculté de Paris,
Ex-interne des hôpitaux de Lyon.

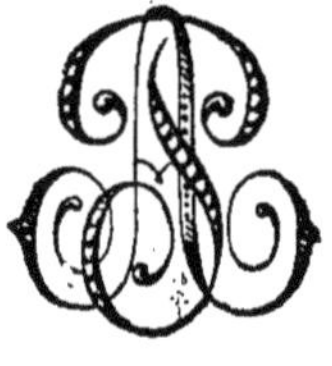

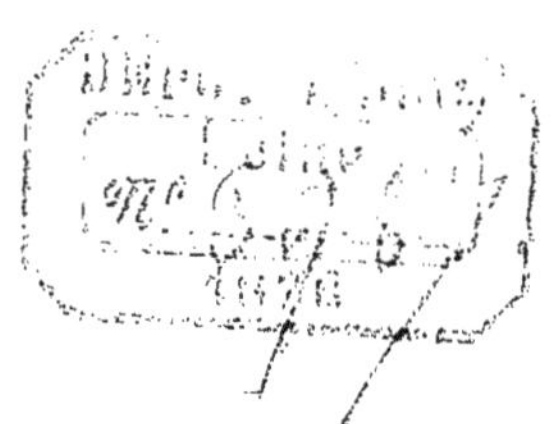

PARIS

A. PARENT, IMPRIMEUR DE LA FACULTÉ DE MÉDECINE
31, RUE MONSIEUR-LE-PRINCE, 31

—

1876

ESSAI

SUR

LA GANGRÉNE FOUDROYANTE TRAUMATIQUE

INTRODUCTION.

Depuis une vingtaine d'années environ, on a décrit sous le nom [de *gangrène foudroyante*, de *pneumo-hémie putride*, d'*érysipèle bronzé*, d'*œdème aigu purulent*, d'*intoxication traumatique*, de *septicémie à forme gangréneuse*, d'*infection putride* une redoutable complication des traumatismes.

Cette complication est caractérisée au point de vue clinique par une gangrène à marche rapide et envahissante, à terminaison presque constamment mortelle, avec emphysème sous-cutané considérable, et au point de vue anatomo-pathologique par une décomposition très-rapide des tissus. Elle présente plusieurs symptômes dans son évolution : œdème, teinte bronzée, plaques grangréneuses. Aussi les auteurs qui l'ont étudiée, accordant les uns plus d'importance à un symptôme qu'à un autre, les autres guidés par des vues théoriques sur sa nature, lui ont-ils donné différents noms. Nous lui conserverons le nom de gangrène foudroyante, rejetant les autres définitions, parce que pour nous la gangrène est la caractéristique de cette affection, et que jamais nous ne l'avons vue manquer dans les différents cas que nous avons observés. De nombreux cas de cette maladie existent dans la science, notre intention n'est pas de les rapporter tous ici, mais d'en prendre les principaux, d'en ajouter de nouveaux dont quelques-uns montreront que cette redoutable complication déclarée incurable par beaucoup de praticiens peut guérir, si l'on intervient à temps.

Nous diviserons notre sujet en plusieurs chapitres :

Le premier comprendra l'historique de la maladie.

Le deuxième les observations.

Le troisième la description de la maladie symptomatologie, diagnostic, anatomie pathologique, étiologie et pathogénie, enfin pronostic et traitement.

Avant d'aborder ces différentes questions, qu'il nous soit permis de remercier ici M. Daniel Mollière, chirurgien en chef désigné de l'Hôtel-Dieu de Lyon, pour l'obligeance avec laquelle il a bien voulu nous communiquer ses documents.

CHAPITRE PREMIER

HISTORIQUE.

Il nous faut arriver jusqu'à Fabrice de Hilden pour trouver une notion sur la gangrène foudroyante. Il cite un cas de cette affection survenue chez un homme, âgé de 50 ans, robuste et de bonne constitution.

« Le 24 juillet 1607 cet homme ayant voulu luy-même dans les grandes occupations de la moisson mener vne charette vuide et étant tombé par terre en courant, vne rouë lui déchira la partie interne de la jambe gauche, l'os fut découuert de son perioste de la grandeur de la paume de la main, sans que ni l'vn ni l'autre fut rompu ni fendu, de sorte qu'il s'en alla a pié à la maison qui en etoit éloigné de demi heure : ayant été demadé le même jour, j'oignis à l'instant toute la jambe de la cuisse avec huyle rosat et mis sur la ploye un digestif après l'auoir laué de vin rouge et d'eau tiède pour oter la poussière et l'œdème. Le 24 juillet sur les trois heures après midy, il luy vint tout d'vn coup une très-grande douleur en l'autre partie de la jambe assauoir sur le deuant : l'étant venu trouuer vers les neuf heures du soir je reconnus qu'en effet il etoit trauaillé de très-grandes douleurs quoyqu'il n'y eut ni intempérie ni enflure, ie y mis derechef du digestif, i'oignis la jambe d'huyle rosat et luy donnoy à l'heure du sommeil vn peu de laudanum, mais tant s'en faut qu'il put reposer, qu'il m'enuoya demander à trois heures de la nuit pour sauoir

s'il y auait quelque moyen d'apaiser la douleur : ayant
donc derechef defoit la ligature, ie vis que la partie de
dehors de la jambe etoit en quelque sorte liuide.

« Le lendemain 25 juillet ayant déplié les bandes, je
trouuay que la greue etoit noire et mortifiée de la grandeur de la paume de la main : ie retournay donc promp-
tement à Payerne pour en apporter ce qui etoit neces-
saire, d'ou ie revins sur le midy, alors le malade s'écria :
pleust à Dieu que vous eussiez apporté une scie, car il
faut couper cette jambe, afin que je puisse être relevé
de ce tourment : l'ayant donc debandé derechef, je trouuay tout le dehors de la jambe et le pié sphacélé auec
des grandes vessies noires pleines d'eau semblable à celle
ou on a laué de la chair. Cependant en quelques endroits
il y auait de grandes douleurs qui ne donnaient point
de relâche : A la requête donc des amis et principalement du malade je m'en alloy derechef à la maison pour
apporter tous les instruments necessaires à couper la
jambe et fus de retour sur les deux heures après midy,
alors je trouuoy que toute la jambe etoit gangrenée
hormis à l'endroit de la ploye sur lequel j'auois mis de
l'œgyptiac les jours precedents et qu'elle ne pouuoit plus
etre coupée en vn lieu sain : ayant porté le rasoir en vn
endroit au-dessus du genouïl pour en oter le poil i'en-
tendis vn certain son comme s'il auait quelque chose de
vuide dessous reconnaissant par là qu'il y auait quelque
mal caché dessous, ie fis entendre à ses amis qu'il ne
seruirait de rien de faire la section et qu'ils demandas-
sent conseil à d'autres medecins et chirurgiens, et deux
heures après ayant defait la ligature ie vis que l'endroit
ou j'auois remarqué ce son etoit entièrement mortifié :
vers les dix heures de la nuit il luy uint une vessie de la

grosseur d'un œuf en l'aine vers les bourses qui etoit
pleine d'eau semblable à celle dont on a laué de la chair,
laquelle etant ouuerte on voyait la chair qui etoit dessous noire et gangrenée ; en l'espace de deux heures le
scrotum devint gros comme la teste et fut aussi gan-
grené, etluy etant venu une sueur premièrement chaude
puis froide, il mourut quasi en parlant enuiron les trois
heures après minuit, quatre jours et onze heures après
le commencement du mal et vingt-quatre heures après
que la gangrène eut commencé à paraitre. Après la mort
tout le costé et la teste enflèrent peu à peu de sorte que
le lendemain comme on le voulut porter en terre il falut
agrandir la bière : il vint sous l'hypochondre gauche
une vessie qui etoit de la grosseur de la teste pleine d'eau
noire et sanglante : il luy sortit aussi par la bouche et
et les narines de la même eau en si grande quantité
qu'elle couroit à ruisseaux par la chambre avec une si
grande puanteur du corps mort que chacun prit la fuite.
Dès le commencement du mal iusques à la fin de la vie,
à péne y eut-il aucune fièvre ni aucun accident de
fièvre comme douleurs de teste et de reins, soif, seche-
resse de langue ni même changement au pouls : néan-
moins les urines furent presque toujours sanglantes.

« On peut douter en cette histoire si cette gangrène
si curieuse et qui n'a pas sa semblable est venue de cette
contusion ou de quelque cause interne et cachée : i'ai de
la péne à croire qu'un si horrible mal soit venu seulement de la meurtrissure. Cette meurtrissure de la cuisse
a été, à mon aduis, vne cause aidante, mais certaine-
ment je croy que la principale a été quelque humeur
venimeuse que la nature a chassée en ces parties, car
quoyque que cet homme ne fut pas beaucoup suiet à être

malade, néantmoins comme la rouë auoit passé ¡sur tout
vn costé (veu qu'il auoit mal en l'épaule) il s'est peu
faire aisément que quelque sang caché et pourri en
quelque endroit s'est conuerti en ce dangereux venin,
et qu'ayant été chassé par la nature, ce cruel mal s'y est
engendré, car il arriue parfois des cruels accidents à
cause du sang caillé, comme dit Fernel, lequel assure
auoir veu des parties gangrénées sans aucune cause ex-
terne, sans tumeur ni rougeur, après vne très-grande
douleur qui a précédé, laquelle enfin a emporté le, malade sans fièvre et sans grands accidents comme cela est
arrivé en ce malade. »

En résumé, traumatisme ; trois jours après, début de
la gangrène, qui prend de suite une marche envahissante ; emphysème sous-cutané qui augmente encore
après la mort ; mort rapide du malade 24 heures après
le début de la complication. Nous avons donc lu là un
cas de gangrène foudroyante.

Boyer décrit une gangrène produite par la malignité
de la cause de l'inflammation, gangrène qui ne revêt
pas toujours les mêmes caractères. « Quelquefois, dit-il,
la maladie se présente sous la forme d'un érysipèle. La
partie malade prend une couleur plus foncée que la
rougeur de l'érysipèle ; le malade y ressent une douleur
et une chaleur plus ou moins vives, ensuite cette partie
devient froide, se couvre de taches noires qui s'étendent
avec rapidité. Les malades perdent presque tout à coup
la sensibilité ; ils sont ordinairement assez tranquilles.
Le pouls, petit, sans vigueur, va en s'affaiblissant et
les malades périssent lorsque la gangrène est fort
étendue. D'autres fois, l'inflammation gangréneuse attaque toute l'épaisseur d'un membre ; la partie affectée

atteint un volume considérable; d'abord chaude, tendue, douloureuse, elle devient bientôt froide, insensible; la rougeur se convertit en une couleur noire plus ou moins foncée; le pouls est petit, misérable, la prostration des forces excessive, il y a du délire, le hoquet survient, le corps se couvre d'une sueur froide, bientôt suivie de la mort. La marche de cette inflammation est quelquefois si rapide, que le malade périt en 24 heures; d'autres fois il ne succombe qu'au troisième ou quatrième jour. »

Boyer attribue cette inflammation maligne ou gangréneuse à une substance hétérogène, pernicieuse, répandue dans l'économie. Pour lui, le pronostic de cette affection varie suivant que les efforts de la nature, pour chasser le principe morbifique à l'extérieur, ont suffi ou qu'ils ont été impuissants. Dans le premier cas, la guérison peut avoir lieu, mais aux dépens de la partie qui a été atteinte; dans le second cas, le principe n'étant pas entièrement éliminé, fait périr le malade.

En 1836, Martin de Bazas attira l'attention sur cet accident en publiant deux observations, et Malgaigne fit ressortir la gravité extrême de l'emphysème dans les grands traumatismes : « Je pense, dit-il, qu'il s'opère, sous l'influence du choc et de la stupeur, une altération spéciale qui attaque la vie, comme un froid excessif tue le jaune dans l'œuf et la vitalité dans le caillot de sang, sans aucun changement appréciable à la vue. L'exhalation de gaz plus ou moins délétères en est le seul indice, et presque toujours cet indice dénote une *gangrène imminente.*

L'analyse qu'il fit des gaz contenus dans le tissu

cellulaire lui montra que ces gaz étaient inflammables, et composés d'air atmosphérique et d'hydrogène proto-carboné.

Vers 1850, Chassaignac fit connaître un fait qui se rapporte à la gangrène foudroyante. C'est l'histoire d'un homme de 40 ans, de constitution robuste, qui tomba d'une hauteur de 20 à 25 pieds le 26 septembre 1849, se fit une luxation compliquée de plaie du pied gauche, et une fracture de la malléole interne de la jambe droite avec luxation, en avant de l'astragale. La jambe droite, la luxation de l'astragale une fois réduite, fut placée dans un appareil à fracture. On pratiqua l'amputation de la jambe gauche. Le lendemain de l'opération, 27 septembre, le malade offrait une altération profonde des traits, la peau présentait une teinte livide, le malade succomba dans la nuit du 27 au 28.

L'autopsie fit constater une décomposition très-rapide du cadavre, bien que la température du lieu où il se trouvait fut peu élevée. Le corps était verdâtre ; l'épiderme s'enlevait avec la facilité la plus grande ; on voyait, dans la direction des veines sous-cutanées, des marbrures violettes ; tout le corps était emphysémateux, l'abdomen ballonné, Les bourses avaient le volume d'une tête d'adulte ; le volume des cuisses avait considérablement augmenté, la poitrine était distendue, la face gonflée.

Cet ensemble de phénomènes fut désigné par Chassaignac sous le nom d'*intoxication traumatique*, ou *empoisonnement traumatique*. Il admit qu'une grande violence mécanique pouvait déterminer, en quelque sorte, un empoisonnement putride comparable à celui déterminé par la pénétration d'une matière putride dans le sang.

Ainsi, pour lui, un traumatisme violent amènerait la décomposition instantanée du sang, l'emphysème et la gangrène et une mort rapide.

Mais les faits les plus importants de gangrène foudroyante ou de pneumo-hémie putride, comme il l'appelle aussi, sont dus à Maisonneuve. Dans un travail qu'il présenta à l'Académie des sciences, en 1855, il établit :

1º Que dans une certaine variété de gangrène traumatique, à laquelle il donna le nom de gangrène foudroyante, des gaz putrides peuvent se développer dans l'intérieur des veines pendant la vie des malades.

2º Que ces gaz peuvent circuler avec le sang et déterminer un empoisonnement rapidement mortel.

3º Que malgré son excessive gravité, cet accident n'était point au-dessus des ressources de l'art.

« Parmi les accidents consécutifs aux grands délabrements traumatiques, dit-il, il en est un dont la gravité est extrême et dont l'explication avait échappé jusqu'à présent aux recherches des anatomo-pathologistes. Il consiste dans la désorganisation rapide qui s'empare des membres soumis à une violente attrition, et qui, dans l'espace de 24 à 36 heures à peine, entraîne la mort des malades.

« Cette gangrène, à laquelle je donnerai le nom de foudroyante, survient ordinairement à la suite des fractures compliquées de plaies, lors surtout que la cause vulnérante, à part la violence de son action, produit une désorganisation des tissus, ou bien quand les épanchements considérables de sang infiltré dans les parties molles se trouvent en communication directe avec l'air extérieur ; alors, en effet, le sang sorti de ses vaisseaux ou bien même les tissus broyés par la contusion n'ayant plus en eux-mêmes les conditions organiques suffisantes pour continuer à vivre, se putréfient sous l'influence de la chaleur de l'air et de l'humidité ; leur prompte décomposition donne lieu à la formation de gaz putrides qui s'infiltrent dans les interstices celluleux, et leur contact délétère achève d'éteindre les forces vitales dans des parties déjà frappées de stupeur par suite de la commotion. Toutes ces causes réunies donnent à la fermentation putride une activité terrible, aussi ne tarde-t-elle pas à englober dans son mouvement destructeur les parties même complètement saines.

« C'est ainsi que les muscles, le tissu cellulaire, les vaisseaux sont frappés de mort. Mais là, malheureusement, ne se borne pas le travail de mortification. En effet, dans les veines sphacélées, le sang se coagule, puis bientôt participant à la décomposition générale, le caillot se putréfie et donne lieu à la formation de gaz putrides. Ceux-ci, contenus par les parois vasculaires, ne tardent pas à briser les faibles adhérences du caillot, pénètrent jusqu'au sang liquide, se mélangent à lui, se trouvent entraînés dans son mouvement circulatoire et vont porter la mort dans tous les rouages de l'économie.

« C'est en mai 1851 que ce fait important se montra pour la première fois à mon observation.

« Un homme dé 28 ans avait eu la jambe broyée. Le lendemain, la gangrène s'était emparée du membre et le tissu cellulaire était emphysémateux jusqu'à la région de l'aine. Au moment ou pour combattre cet emphysème, je pratiquais des scarifications profondes sur différents points, je constatai un phénomène qui me frappa vivement, et sur lequel j'attirai immédiatement l'attention des élèves : ce phénomène consistait dans l'issue de bulles nombreuses de gaz par l'orifice des veines que le bistouri venait de diviser. Toutes les précautions furent prises pour éviter l'illusion ; j'allai même jusqu'à saisir avec des pinces l'orifice d'une des branches de la veine saphène, et, la tenant isolée, je constatai la réalité du phénomène. Le malade mourut dans la nuit. A l'autopsie, pratiquée 28 heures après la mort, je m'assurai que le foyer gangréneux était bien le point de départ de ces gaz, et que ceux-ci circulaient librement dans les veines. Ces faits, dont tous les détails avaient été constatés avec une précision rigoureuse et dont l'explication ne pouvait laisser aucun doute, furent pour moi comme une illumination soudaine qui me donna la clef de plusieurs faits analogues dont je n'avais pas jusque-là pu me rendre compte, et j'entrevis dès lors la possibilité de lutter contre cet empoisonnement, si terrible par sa rapidité, au moyen d'une décision chirurgicale plus rapide encore. L'occasion ne tarda pas à se présenter et grâce à des circonstances exceptionnellement favorables, j'eus le bonheur de voir mes prévisions couronnées de succès.

« Ce fut chez un homme de 30 ans dont le bras droit avait été broyé par une roue de voiture le 10 juin 1852. Le 12 au matin je trouvai le membre tout entier jusques, et y compris l'épaule envahi par la gangrène, partout la peau était soulevée par des gaz. En présence de ces accidents terribles qui sous mes yeux mêmes s'aggravaient encore de minute en minute, je n'hésitai point à reconnaître cette forme redoutable de gangrène que je désigne sous le nom de gangrène foudroyante et j'annonçai aux élèves que nous trouverions des gaz putrides circulant librement dans le sang veineux.

« Convaincu que dans une circonstance aussi grave il n'y avait pour le malade d'espoir ou salut que dans une amputation aussi prompte que possible, et considérant que chaque minute de retard pourrait compromettre la vie, je tirai mon bistouri et je fis immédiatement la section des parties molles pendant que mon aide allait chercher la scie, et cela sans donner le temps de rien préparer pour le pansement, ni de transporter le malade sur le lit d'opération. Au moment où le bistouri divisait les grosses veines, je vis d'une manière évidente les bulles de gaz s'échapper avec le sang par leur ouverture béante. L'autopsie du membre confirma notre diagnostic. Après des accidents extrêmement graves, le malade a fini par se rétablir et actuellement il jouit d'une santé parfaite. »

En 1855, Velpeau décrivit un fait qui se rapproche de ceux de Maisonneuve ; il insista particulièrement sur la teinte bronzée qu'avait la peau, et donna à la maladie le nom d'*érysipèle bronzé*.

Pirogoff, sous le nom d'œdème aigu purulent, cite plusieurs faits de gangrène foudroyante, dans lesquels le symptôme œdème était prédominant. On voyait survenir dans ces cas, sans qu'il y eût rougeur de la peau, sans phénomènes inflammatoires quelconques, une infiltration sérieuse du tissu musculaire, du tissu cellulaire sous-cutané et sous-aponévrotique. Cette infiltration s'étendait rapidement, devenait purulente et amenait en peu de temps la mortification des tissus et une issue funeste.

La marche de cet œdème aigu était quelquefois très-rapide, d'autres fois un peu plus longue, et l'on voyait se produire des gangrènes de la peau et des parties profondes.

Salleron, dans les *Archives de Médecine militaire* de 1858, cite de nombreux cas de cette affection à la suite d'amputation et de plaies par armes à feu. Il l'attribue à un agent particulier et la considère comme incurable.

Maurice Perrin, dans un mémoire qu'il présenta à l'Académie de Médecine en 1872, l'étudia; il en avait observé plusieurs cas pendant la dernière guerre, il lui donna le nom *d'infection putride*.

Pour lui, cette complication des plaies est due à l'intoxication du blessé par la plaie en voie de décomposition putride. L'état putride de la plaie est indiqué par la couleur et principalement par l'odeur fétide des liquides qu'elle produit. L'intoxication qui en est la conséquence se démontre par l'évolution du processus gangréneux qui débute par un œdème profond progressif et aboutit rapidement au sphacèle. Il n'attribue pas l'infection à la violence du traumatisme, mais à la présence de matières organiques dans la plaie solides ou liquides qui déterminent la décomposition putride.

M. Terrillon, dans un mémoire récent, passant en revue les faits de Maisonneuve, de Velpeau, de Chassaignac, les fait rentrer dans la classe des septicémies, et il donne le nom de septicémie à forme gangréneuse, à cette redoutable complication des plaies. Enfin Bottini, dans un mémoire italien, l'attribue à une décomposition putride.

Nous terminerons cet historique en disant que des faits analogues à la gangrène faudroyante ont été observés chez les animaux, à la suite des plaies dans lesquelles un épanchement sanguin venait à se putréfier.

CHAPITRE II

OBSERVATIONS.

OBSERVATION I (inédite).

Hématocèle vaginale. — Ouverturo à l'aide de la pince caustique
de Valette. — Gangrène aiguë. — Mort rapide.

Le nommé P. B., âgé de 40 ans, cultivateur, entre le 23 août 1874
salle Saint-Sacerdos, n° 68, Hôtel-Dieu de Lyon. Il était porteur
d'une volumineuse tumeur du scrotum qui, à deux reprises déjà,
avait été ponctionnée ; et, d'après le récit du malade, le liquide
obtenu par ces ponctions était limpide et transparent. Cependant
cette tumeur, tendue, dure et un peu sensible à la pression, n'était
pas transparente. Une ponction exploratrice, pratiquée le 24 juillet, démontra qu'il s'agissait d'une hématocèle ; et aussitôt les
pinces caustiques de Valette furent introduites à travers la tumeur,
une branche traversant la tunique vaginale, l'autre branche appli-
quée sur la peau. On se proposait d'ouvrir aussi très-largement
la tumeur et d'y pratiquer ensuite des injections détersives.

Le soir, le malade accuse de vives douleurs ; localement on ne
constate qu'un peu de gonflement et de rougeur.

Le 25 au matin, la tumeur est distendue par des gaz. Fièvre intense. Ouverture le long de l'eschare de la poche. Il s'en échappe
des gaz fétides eu abondance ; la cavité vaginale est nettoyée soigneusement de tous les caillots anciens putréfiés qu'elle renferme,
et après plusieurs irrigations phéniques, la plaie est remplie de
charpie imbibée d'huile phéniquée.

Le 26. La gangrène s'est étendue à toute la région du pénis, où
l'on sent une crépitation gazeuse manifeste. Coloration verte de la
peau dans toute cette région. Les tissus sont énergiquement cau-
térisés au fer rouge après incision de la peau.

Le 27 au soir. Toute la région abdominale, jusqu'au niveau des
côtes, est crépitante, froide, insensible et d'une couleur verte.
Dyspnée extrême. Mort dans la nuit.

Nota. — Le malade n'avait pas perdu une seule goutte de sang.

Observation II (inédite).

Cancer du sein gauche. — Ablation de la tumeur et d'une masse ganglionnaire dans l'aisselle. — Gangrène aiguë. — Mort le 1er jour.

La nommée M. A., âgée de 33 ans environ, entre dans la salle Sainte-Marguerite (Hôtel-Dieu de Lyon). C'est une femme robuste qui porte sur le sein gauche une tumeur très-dure, adhérente à la peau, qui est envahie par le néoplasme dans une assez grande étendue. Cette tumeur présente également des adhérences avec le muscle grand pectoral. Les ganglions axillaires sont envahis.

20 août 1874. Extirpation de la tumeur par une incision elliptique. Enucléation de la masse ganglionnaire axillaire à l'aide des doigts. La plaie mammaire est réunie à l'aide de trois points de suture enchevillée. Un tampon de charpie imbibée de perchlorure de fer soigneusement exprimé est introduit dans l'aisselle. Pansement simple à l'aide d'une feuille de ouate. Compression très-modérée.

Le 21 au matin, la malade se plaint horriblement depuis quelques heures, dyspnée. La plaie est examinée avec soin, un des points de suture est enlevé. Rien n'explique les douleurs accusées par la malade. L'état local semble des plus satisfaisaisants.

A quatre heures du soir, le même jour, rougeur de la peau avec plaques bleuâtres jusqu'à la partie inférieure du dos. Toute cette vaste région est le siége d'une crépitation gazeuse évidente. L'état général était des plus mauvais : douleurs vives, agitation, dyspnée.

Mort dans la nuit.

Nota. — Le matin de l'opération, cette malade avait perdu quelques gouttes de sang par les organes génitaux, mais comme elle était encore à une période éloignée des règles, on avait cru devoir intervenir malgré cette circonstance.

Observation III (inédite).

Carcinome du sein peu volumineux. — Ablation sans hémorrhagie. — Gangrène aiguë. — Mort.

La nommée G. D., âgée de 71 ans, entre le 18 septembre 1874 dans la salle Saint-Paul (Hôtel-Dieu de Lyon). Elle porte au sein droit une petite tumeur du volume d'une orange mandarine, mobile sur les parties profondes, adhérente à la peau, qui est rouge, tendue. On porte le diagnostic carcinome.

20 septembre. Extirpation de la tumeur à l'aide d'une incision elliptique d'environ 8 centimètres dans son grand axe. Trois ligatures seulement sont nécessaires. La plaie est réunie à l'aide de quatre points de suture enchevillée pratiquée avec du fil absorbable. La tumeur contenait plusieurs points ramollis et des foyers hématiques anciens.

Le 21 au matin, la malade accuse de vives douleurs. L'état local ne présente cependant aucune modification,

Le 22. Mêmes douleurs. Craignant une rétention de produits septiques on enlève la suture. Toute la plaie était agglutinée et semblait déjà réunie, même dans ses parties profondes. Le soir, on constate des plaques gangréneuses et crépitantes jusque vers la région inférieure du dos.

Mort dans la nuit du 22 au 23 septembre.

OBSERVATION IV (inédite).

Fracture comminutive de l'extrémité inférieure de la jambe. — Refus d'amputation. — Gangrène aiguë. — Amputation tardive. — Mort.

Le nommé Farlat, employé au chemin de fer, âgé de 35 ans, homme robuste et puissamment musclé, entre dans la salle Saint-Louis (Hôtel-Dieu de Lyon) le 19 septembre 1874. Il a eu, la veille, la jambe broyée par un wagon de chemin de fer. Il refuse absolument de se laisser amputer. Il est soumis à l'anesthésie et l'on constate une fracture articulaire avec attrition des tissus au niveau du cou-de-pied. La plaie des téguments est large et laisse passer environ 6 centimètres de tibia dénudé. Résection de cette portion osseuse. Ablation des esquilles. Le membre est immobilisé dans une gouttière.

20 septembre. Gonflement énorme du membre inférieur, teinte ictérique de la peau ; facies altéré, fièvre intense ; plaques gangréneuses sur la région inférieure de la jambe. Nouveau refus d'amputation.

Le 21. La gangrène remonte jusqu'à la partie moyenne de la jambe. Fièvre intense. Le malade réclame avec terreur l'amputation, qui est pratiquée. Pas d'hémorrhagie, grâce à l'application au-dessus du membre d'une bande de caoutchouc. Toute la surface du moignon est desséchée par le fer rouge. Pansement ouaté compressif.

Le 22. La gangrène remonte jusqu'au haut de la cuisse. Mort dans la nuit.

L'autopsie a été rendue impossible par la putréfaction excessivement rapide du sujet.

OBSERVATION V (inédite).

Fracture du calcanéum. — Ouverture de l'articulation tibio-tarsienne. Plaie de la tibiale postérieure. — Refus d'amputation. — Gangrène aiguë. — Mort,

Le nommé Joseph Cliquet, âgé de 41 ans, entre le 13 octobre 1874 dans la salle Saint-Louis (Hôtel-Dieu de Lyon). Il est tombé trois jours auparavant et s'est fait une plaie au pied par laquelle, dit-il, il s'est écoulé une quantité considérable de sang. Le soir même on applique un bandage ouaté, suivant la méthode de M. Guérin.

Le lendemain la température axillaire est à 39°,8. Le malade, auquel on propose l'amputation qu'il refuse, est anesthesié. On constate : 1° une fracture comminutive du calcanéum; 2° une ouverture de l'articulation tibio-tarsienne; 3° une plaie de l'artère tibiale postérieure (on lie cette artère vers l'angle supérieur de la plaie, c'est-à-dire derrière la malléole interne); 4° des fusées purulentes remontent du côté de la jambe.

On pratique des débridements; on fait un pansement avec des bourdonnets de charpie imbibés d'eau de Pagliari. Immobilisation dans une gouttière.

15 octobre. Gonflement du membre inférieur. Crépitation, plaques bleuâtres disséminées sur la peau. Le malade refuse encore l'amputation.

Le 16. Le gonflement et la crépitation remontent jusqu'à la racine de la cuisse. Fièvre intense. Dyspnée. Délire.

Le 17 au matin. Gonflement et crépitation remontant jusqu'à la partie moyenne du tronc avec plaques bleuâtres disséminées.

Le 17 au soir. Le gonflement et la crépitation ont envahi tout l'individu, même la face. Il semble avoir été insufflé. Plaques gangréneuses disséminées. Mort dans la nuit.

OBSERVATION VI (inédite).

Hernie inguinale étranglée réduite en masse. — Débridement et réduction. — Gangrène aiguë du scrotum. — Mort.

Le nommé S. B., âgé de 55 ans, entra dans la salle Saint-Louis le 1ᵉʳ octobre au matin. Ce malade, présentant tous les symptômes

Jubin,   2 de l'étranglement herniaire, avait été soumis par son médecin aux manœuvres du taxis forcé, qui avaient abouti à la disparition de la tumeur; mais tous les phénomènes généraux avaient persisté : ballonnement du ventre, vomissements, arrêt des matières, algidité. En pratiquant la palpation à la région inguinale on ne sentait pas le sac, et en enfonçant le doigt à travers la peau dans l'anneau inguinal qui était très-largement dilaté, on déterminait une douleur que l'on provoquait également en appuyant immédiatement au-dessus du canal inguinal. Ecchymoses du scrotum et dans toute la région sang infiltré.

La présence de ces symptômes indiquait qu'il s'agissait là d'une réduction en masse; aussi M. Daniel Mollière, chirurgien en chef désigné de l'Hôtel-Dieu de Lyon, n'hésita-t-il pas à aller à la recherche de l'étranglement, et pour cela il résolut de suivre la voie parcourue par la hernie. Une incision fut pratiquée le long du canal inguinal. Après avoir débridé son anneau interne, il sentit une tumeur tendue, molle, résistante. Elle avait une coloration rouge foncée. Il saisit cette tumeur avec des pinces et l'ouvrit d'un coup de bistouri. Un liquide trouble, rougeâtre, s'écoula. Il agrandit l'ouverture, l'intestin étranglé était à découvert. Le sac fut tiré de manière à être amené, autant que possible, hors de la cavité abdominale. L'étranglement était formé par son collet. Il fut débridé. L'intestin fut, pendant quelques minutes, entouré de linges imbibés d'eau tiède afin de bien s'assurer de sa vascularité. Réduction, ligature du sac sur deux points de suture entortillés. — Opium.

Les symptômes d'étranglement s'amendèrent aussitôt, le ventre devint souple et les vomissements cessèrent; mais le soir même de l'opération le malade accusa une violente douleur du côté du scrotum. Le lendemain matin le ventre était toujours souple, indolent, mais les bourses présentaient une coloration verdâtre, une crépitation gazeuse caractéristique. Il y avait donc gangrène aiguë, gangrène gazeuse envahissante. Le soir même le malade succombait.

OBSERVATION VII (inédite).

Hernie étranglée. — Taxis forcé immodéré. Kélotomie. — Réduction. — Gangrène aiguë du scrotum. — Mort rapide.

Le sujet de cette observation est un vieillard de 70 ans. Cet homme fut apporté, le 13 mai 1874 au soir, dans la salle Saint-Eucher (hôpital de la Croix-Rousse, Lyon). Il portait une volumineuse hernie scrotale étranglée depuis cinq jours. Le scrotum était ecchymosé, et le malade nous apprit que l'on avait vainement essayé de faire rentrer la tumeur.

On l'anesthésie. L'étranglement étant nettement constaté, on pratique la kélotomie. Intestin rouge foncé. Etranglement serré par l'anneau et le collet. Débridement. Réduction.

Le soir même deux selles copieuses.

Le lendemain, la plaie ne présentant rien d'anormal, on constate du côté du scrotum une coloration verdâtre. Au toucher, crépitation gazeuse. Dyspnée. Douleur vive à la plaie.

15 mai. La gangrène a envahi toute la région scrotale et périnéale; cependant pas la moindre complication du côté du péritoine. Mort dans la nuit.

Observation VIII (traduite de Bottini).

Fracture compliquée de l'avant-bras. — Gangrène aiguë. — Désarticulation de l'épaule. — Guérison.

Comta Silvano, robuste et jeune meunier, est reçu le 18 décembre 1870 dans la première section chirurgicale pour une fracture compliquée du tiers inférieur de l'avant-bras gauche, produite peu d'heures avant par le choc violent d'un tonneau rempli de vin. La plaie des parties molles était limitée à une courte solution de continuité sur le bord interne du radius, à 1 centimètre au-dessus de l'articulation, et le malade, d'un vigoureux tempérament, ne voulait guère entendre parler d'une mutilation. Le membre fut placé entre la supination et la pronation, et je prescrivis l'application topique de compresses froides pour prévenir une trop forte réaction. Tout d'abord les choses semblèrent aller bien. Au troisième jour et sans cause appréciable, la plaie prit une teinte jaunâtre. Le malade fut pris d'un accès de fièvre violent précédé de forts et intenses frissons. En examinant la plaie, on voyait une tuméfaction de la partie vulnérée; au voisinage de la plaie, deux ou trois phlyctènes noirâtres grosses comme la tête d'une épingle; quelques heures après elles grandissaient se fusionnaient en une seule. Autour de la plaie on percevait une crépitation emphysémateuse. La plaie exhalait une odeur fétide de putridité, et le malade tombait dans une grande dépression morale. Nous proposons l'amputation rejetée par le malade, quoique nous ne lui ayons point fait mystère de l'état dans lequel il se trouvait.

Ne pouvant pratiquer cette mesure radicale, nous nous bornons à prescrire des injections hypodermiques au sulfate de quinine au bras et à l'épaule, et des irrigations continues d'eau phéniquée sur l'avant-bras pour neutraliser au moins les miasmes pestilentiels.

Cependant la gangrène gagnait le tronc avec une épouvantable rapidité, au point que deux heures après notre proposition d'amputation la mortification avait déjà rejoint l'épaule et s'étendait sur les côtés du tronc. Le malade était au début de l'agonie. La température était à 36°, la peau froide, visqueuse, l'œil vitreux, la voix éteinte, suffoqué par une insupportable orthopnée. C'est dans ces misérables conditions que j'exécutais la désarticulation de l'épaule par le procédé de Rizzoli. Tel était l'état d'accablement du malade que, quoiqu'il ne fût pas endormi, il ne poussa aucun cri.

En faisant le pansement j'enlevais de grands morceaux de tissus infiltrés, et sur le trajet de ces tissus je fis faire des injections d'eau phéniquée.

Le patient changea, pendant la nuit qui suivit l'opération, au point de devenir méconnaissable. Le tissu connectif interposé aux plans musculaires du voisinage, d'aspect gélatineux, sortit par grandes bandes avec le pus. La plaie, à cause de son étendue, mit longtemps à se cicatriser, et le 30 mars 1871, Sylvano était entièrement guéri.

Observation IX (traduite de Bottini).

Fracture compliquée de l'avant-bras droit.—Gangrène aiguë. —
Désarticulation de l'épaule. — Guérison.

Le 28 juin 1871 entrait, dans la première section chirurgicale, Germani Giuseppe, pour une fracture compliquée siégeant au tiers de l'avant-bras droit. La fracture avait été produite un jour avant par une chûte du haut d'une échelle. Cet individu est bien conformé, d'un tempérament robuste. La fracture est oblique et le fragment supérieur du radius émerge de la plaie de 1 centimètre environ. On pratique la réduction. Les fragments sont assujettis avec un appareil contentif. On baigne la partie avec de l'eau glacée. Aucun phénomène notable jusqu'au matin du 30 juin. Il se produit alors un violent accès de fièvre avec stade algide intense; la plaie ayant été examinée, on trouve deux bulles pleines d'un liquide citrin sur le bord supérieur de la plaie. Le bandage ne pouvait être accusé d'avoir produit une compression exagérée.

A six heures du matin on note des contractions possibles encore des muscles de l'avant-bras. Les mouvements d'extension et de flexion des doigts s'exécutent bien.

A huit heures les bulles se sont fusionnées. Le contenu a pris une teinte noirâtre. On sent une crépitation manifeste enphysémateuse. De la plaie sort un liquide roussâtre spumeux. Tout mouvement actif des doigts a disparu. De la plaie s'exhalent de très-fétides odeurs. Le malade est couvert de sueur et est tombé dans une profonde prostration.

A trois heures du soir la gangrène avait déjà envahi l'épaule. Le pouls était petit, filiforme; la respiration anhélante, la cornée obscure, le regard incertain. Avec l'assentiment des parents on put procéder à la désarticulation de l'épaule. Tel était l'abattement du malade qu'il resta passif. La fétidité qui s'exhalait du membre était telle que nous fûmes obligés de l'enlever de la salle d'opération.

Nous réunîmes par deuxième intention après avoir lavé avec de l'eau phéniquée. Le matin suivant l'opéré avait changé d'aspect. La nuit tout entière avait été passée dans un sommeil profond. Le matin venu, il demandait à manger. La marche de la plaie n'offrit aucune complication. Le 31 août il était complètement guéri.

CHAPITRE III

DESCRIPTION DE LA MALADIE.

Symptomatologie. — La gangrène foudroyante a un
début très-rapide. Dans les neuf cas que je signale ici,
elle se déclare généralement du premier au deuxième
jour après l'opération ou le traumatisme. Sur 65 amputés morts de gangrène foudroyante, Salleron l'a vue se
déclarer vingt-huit fois dans les huit premiers jours et
sept fois seulement après le huitième jour.

La maladie offre quelquefois des prodromes peu carac-
téristiques du reste. Le malade est un peu abattu, triste,
le pouls est un peu serré, dur, la température peu élevée
la peau sèche, le sommeil tantôt calme , tantôt entrecoupé
par des rêvasseries. Ces prodromes ne sont pas constants.
Le malade est quelquefois dans le calme le plus complet.
La plaie n'est pas très-douloureuse, son aspect n'offre
rien d'anormal, et rien ne fait entrevoir l'éventualité de
la complication. Le premier phénomène important que
nous observons au commencement de la maladie consiste
en une douleur vive au niveau de la solution de continuité. Cette douleur a été notée dans la généralité des
faits, elle est souvent extrêmement forte, d'autres fois
sourde, mais c'est le cas le plus rare. Tantôt elle survient
sans qu'aucune modification au niveau de la plaie puisse
en rendre compte, tantôt elle s'accompagne de gonflement et de tension au niveau de cette dernière. En même
temps la fièvre s'allume. Elle peut avoir une grande in-

tensité : dans une de nos observations, la température axillaire a atteint 39°,8, généralement elle est modérée et la température ne dépasse guère 39°. Elle est quelquefois précédée de frissons ; ces frissons ont été observés seulement dans un petit nombre de cas et diffèrent par leur intensités de ceux de l'infection purulente. Le pouls devient fréquent, arrive à dépasser 130 et atteint même 150 pulsations. La figure devient pâle, livide, terreuse ; elle présente parfois une teinte ictérique.

Les battements du cœur sont forts tumultueux. Le regard tantôt fixe et terne, tantôt injecté et vif. Le malade a quelquefois des vomissements bilieux, d'autres fois de simples vomiturations. Puis il survient une dyspnée extrême. La dyspnée est un symptôme très-important, elle existe dans presque tous les cas ; elle devance le plus souvent toute manifestation du côté de la plaie ; et chez une opérée du sein dont la plaie semblait être à l'état normal, la présence de ce signe permit à M. Daniel Mollière de prédire la gangrène.

Les symptômes locaux sont remarquables. La plaie qui d'abord n'offrait aucune modification anormale devient bientôt le siége d'un écoulement séreux roussâtre. Il existe un gonflement au niveau des parties atteintes ; la peau devient luisante, présente des stries jaunâtres dans la direction des veines, des marbrures violacées ; des phlyctènes remplies d'une sérosité blanche ne tardent pas à s'y montrer. Les veines sous-cutanées sont distendues par un sang noir fluide ; quelquefois elles se présentent sous formes de cordons blanchâtres quand elles contiennent des gaz. Le tissu cellulaire sous-cutané est le siége d'un emphysème considérable. La palpation fait percevoir une crépitation très-manifeste, et la percussion nous fait entendre de la sonorité dans le membre ou les parties atteintes. Tous les auteurs ne sont pas d'accord sur la nature de cet emphysème, les uns l'ont attribué (Velpeau) a l'entrée de l'air à travers la plaie dans le tissu cellulaire ; d'autres au dégagement des gaz produits par la décomposition des tissus. L'analyfc des gaz faite par Malgaigne dans un cas de cette affection lui en fit découvrir qui provenaient de ces deux sources ; nous avons vu nous-même à l'amphithéatre, chez un sujet mort de gangrène foudroyante, les gaz qui s'échappaient par des mouchetures faites à la peau, prendre feu quand on appprochait une allumette enflammée ; aussi, sans nier qu'il y eut un peu d'air infiltré, nous admettrons que l'emphysème est produit principalement par le dégagement des gaz provenant de la décomposition des tissus.

La maladie continue sa marche, la sensibilité des parties atteintes s'émousse, des plaques gangréneuses apparaissent. Les parties malades exhalent une odeur trèsfétide ; pas de ganglions engorgés ni de trace de phlébite.

Le siége du traumatisme a excercé une influence sur la marche de la maladie. D'après Salleron, dans les cas de gangrène survenue à la suite de désarticulation de l'épaule, les malades ont presque toujours eu une douleur pleurétique assez vive, une grande gêne de la respiration, une toux saccadée, une expectoration de crachats muqueux, blanchâtres, quelquefois rouillés. L'auscultation fit entendre des râles muqueux, sibilants, plusieurs fois du souffle tubaire, une seule fois de l'égophonie.

Le membre atteint est parfois le siége d'un œdème

considérable qui occupe le tissu cellulaire sous-cutané et sous-aponévrotique, et augmente ainsi considérablement son volume ; aussi Pirogoff insistant sur ce symptôme avait-il décrit cette affection sous le nom d'œdème aigu purulent.

Enfin, on a noté un symptôme très-important, quoiqu'il ne soit pas constant : c'est la teinte bronzée qu'offre le membre; cette teinte est due à la présence d'une sérosité roussâtre qui infiltre les parties profondes du derme; elle tend à se rapprocher du tronc et présente des stries un peu plus foncées le long des veines. La présence de ce symptôme avait fait donner par Velpeau le nom d'érysipèle bronzé à la maladie.

Cette affection ne subit pas de temps d'arrêt, la gangrène gagne le tronc. l'emphysème s'étend rapidement; on l'a vu envahir tout le tissu cellulaire du tronc et même celui de la face (Obs. V); l'état général s'aggrave, la dyspnée est extrême. Le pouls de plus en plus fréquent devient filiforme, l'œil s'enfonce dans l'orbite, la langue se sèche, la soif est vive, le ventre reste souple, rarement météorisé ; la température s'abaisse, les facultés intellectuelles restent généralement intactes ; cependant on a noté du délire dans plusieurs cas, et les malades finissent par succomber après une courte agonie.

La mort est toujours la terminaison de la gangrène foudroyante, à moins que, par une intervention chirurgicale rapide, on ne parvienne à en enrayer la marche. Elle survient le plus souvent au bout de 48 heures, mais on ne l'a vue arriver qu'au bout de 5 jours. La durée moyenne de l'affection est de 3 jours.

L'exposé de ces symptômes nous montre que la gangrène aiguë diffère entièrement de la gangrène ordinaire qui complique les plaies. Cette dernière est due, soit à la compression, soit à l'acuité du processus inflammatoire, ou à l'étranglement des parties enflammées. Dans la gangrène aiguë, nous ne trouvons aucune de ces causes. La cause de ces deux gangrènes est ainsi complètement différente ; tandis que l'une a une marche envahissante, tend toujours à gagner les parties les plus éloignées du siége du traumatisme, et ne présente pas de limite nettement tracée ; l'autre est limitée, présente un sillon de démarcation bien défini au niveau duquel il se produit une inflammation éliminatrice destinée à chasser la partie sphacélée, aussi dans cette dernière attend-on que la nature ait fait elle-même les frais de guérison, tandis que dans l'autre toute minute de retard enlève des chances de salut au malade.

Anatomie pathologique. — Le phénomène anatomo-pathologique le plus important consiste en une décomposition excessivement rapide du cadavre.

Le corps augmente de volume sous l'influence de l'emphysème qui occupe le tissu cellulaire. Le gonflement occupe les parties voisines du siége du traumatisme, s'étend au loin, envahit le tronc et même la face.

La peau tendue, luisante, présente des phlyctènes remplies d'une sérosité louche, des surfaces marbrées, plus foncées vers le siége du traumatisme, des plaques gangréneuses et des stries jaunâtres suivant le trajet des veines. L'épiderme se détache facilement au moment où la décomposition commence.

Le tissu cellulaire est distendu par des gaz qui, d'après Malgaigne, sont un mélange d'air atmosphérique et d'hydrogène proto-carboné et donnent lieu à de la sonorité et de la crépitation. Il renferme aussi un liquide roussâtre qui contient :

1° Des globules purulents granuleux.

2° De grands éléments contenant plusieurs noyaux et des granulations graisseuses assez semblables aux corpuscules de Glugge.

3° On trouve aussi un grand nombre d'éléments de figures diverses qui sont le résultat de la décomposition de la graisse.

Enfin ce liquide contient des globules rouges plus ou moins altérés, et Bottini y a trouvé de l'albumine.

Les veines sous-cutanées sont remplies d'un sang noir diffluent. D'autres fois elles contiennent des gaz et apparaissent sous la forme de cordons élastiques blanchâtres. La présence de fluides gazeux a été observée même dans les veines spermatiques (Salleron).

Le sang, dans les cas où il a été examiné, contenait des cristaux aciculaires signalés déjà par Feltz dans la septicémie. La fibrine, d'après Davaine, était infiltrée d'un nombre immense de granulations élémentaires anormales.

Les muscles offrent une couleur tantôt pâle, tantôt livide ; leurs fibres sont séparées par l'infiltration gazeuse. La plaie est noirâtre, acérée, livide ; elle contient des caillots plus ou moins putrilagineux et du sang sans cohésion, non concrété, facile à écraser. A la limite des parties en putréfaction, on trouve des tissus encore sains, mais remplis de microzoaires qui les infiltrent.

Les poumons sont souvent le siége en arrière d'un engorgement hypostatique assez considérables En avant, ils sont crépitants; on les a toujours vus hyperémiés et une fois fortement œdémateux.

Quelquefois on a observé des noyaux sanguins dans leur parenchyme et un épanchement citrin dans les plèvres.

Les veines caves sont remplies d'un sang noir fluide. Le cœur est mou, flasque. Les cavités droites contiennent souvent un peu de sang fluide. Les gauches sont vides. Les organes abdominaux un peu congestionnés, les urines un peu sanglantes. Jamais on n'a constaté d'abcès métastatiques.

Etiologie et pathogénie. — La gangrène foudroyante se montre après toute espèce de traumatisme, plaies simples, sétons, extirpation de tumeur, opération de hernie ; mais c'est principalement à la suite de blessures par armes à feu, par éclat d'obus. à la suite d'amputations, de fractures compliquées qu'on l'a vue survenir.

Sur 518 blessés, Ferry l'a observée 28 fois dans la dernière guerre, et Salleron 35 fois sur 638 amputés pendant la guerre de Crimée. Elle est plus fréquente à la suite des blessures des membres inférieurs que des membres supérieurs, plus fréquente dans les amputations de cuisse que dans les amputations de jambe. Cette fréquence devient de plus en plus grande à mesure que le traumatisme porte sur une région plus rapprochée du tronc.

L'âge parait n'avoir aucune influence sur son apparition. On la voit survenir, en effet, chez des individus jeunes et vigoureux et chez des vieillards, comme nous en rapportons plusieurs exemples.

Parmi les causes générales on a cité l'alcoolisme, les fatigues causées par de nombreuses marches forcées chez les soldats qui en furent atteints, l'élévation de la température et l'humidité de l'air.

Quelle est la nature de cette maladie ?

Ici tous les auteurs qui l'ont étudiée diffèrent d'opinion.

Malgaigne l'attribua à une altération spéciale, résultat du choc et de la stupeur, altération qui frappait la vie et dont l'exhalation de gaz, présage d'une gangrène imminente, était le seul indice. Velpeau en fit une variété d'érysipèle très-grave, érysipèle bronzé, et rapporta l'emphysème à la pénétration de la plaie. Chassaignac la regarda comme une intoxication traumatique provenant de la décomposition et de l'ébranlement des tissus sous l'influence du traumatisme. Maisonneuve l'attribua à la présence de gaz dans le sang. Maurice Perrin la considéra comme une intoxication putride analogue à celle que l'on produit en injectant des liquides en décomposition dans le tissu cellulaire. Bottini a la même opinion et l'a produite, dit-il, sur des animaux en inoculant des produits mortifiés sur une plaie. Après l'inoculation la plaie se gonflait, devenait fétide, laissait écouler une sérosité louche, puis un liquide sanieux, les bords de la plaie se sphacélaient ; on percevait de la crépitation tout autour, mais vers le troisième jour la plaie se boursouflait, des bourgeons charnus apparaissaient à sa surface, et la maladie s'arrêtait.

Terrillon, en fait une septicémie à forme gangréneuse. Nous rejetterons entièrement cette dernière opinion, parce que cette affection n'a pas la même marche clinique que la septicémie, et que jamais on n'a trouvé d'abcès métastatiques à l'autopsie.

Pour nous, la gangrène foudroyante est due à la présence de gaz dans le sang. Ces gaz proviennent-ils comme Maisonneuve le dit de la décomposition du caillot qui se forme dans les veines après le traumatisme, ou bien est-ce une brusque exhalation des gaz propres du sang ? Nous adopterons cette dernière opinion, nous basant sur cette conclusion des expériences de M. Demarquay : un gaz quelconque injecté dans le tissu cellulaire détermine constamment une exhalation des gaz que renferme le sang et le tissu. Les gaz qui provoquent ici l'exhalation des gaz propres du sang proviennent des décompositions qui se passent au sein de la plaie et de la pénétration d'un peu d'air par la plaie.

Nous savons, en effet, que Malgaigne à trouvé de l'air atmosphérique dans le tissu cellulaire. Le sang dont la composition est altérée n'est plus propre à l'hématose, de là cette dyspnée que l'on observe dans la généralité des cas; il n'est plus propre à la nutrition, de là la gangrène.

Pronostic et traitement. — Le pronostic de cette redoutable affection est excessivement grave. Quelques auteurs, entre autres Salleron, qui a observé de nombreux cas, l'ont considérée comme au-dessus des ressources de l'art ; cependant le fait de Maisonneuve, les deux faits de Bottini montrent qu'elle peut être jugulée si l'on intervient à temps.

Comment intervenir ?

Posons d'abord comme règle, qu'il faut autant que possible détruire le foyer qui infecte l'économie; aussi toutes les fois que la position de la blessure le permettra, il faudra amputer, même s'il y a déjà commencement de gangrène. Bien que Velpeau ait dit que lorsqu'il y avait sphacèle l'opération était ordinairement suivie d'une recrudescence de la gangrène, dont l'évolution

rapide entraînait bientôt la mort du malade ; la désarticulation. dans les deux faits de Bottini, pratiquée dans
des tissus déjà malades amena la guérison. Il faut intervenir le plus rapidement possible, et ne pas attendre
que l'affection ait suivi sa marche progressive.

Si le siége de la blessure ne permet pas l'amputation,
on aura recours à de nombreuses incisions dans les
tissus, pour éliminer les gaz et les liquides putréfiés ;
on pratiquera de fréquentes irrigations avec de l'alcool
phéniqué ou de l'eau phénique. Maurice Perrin cite deux
cas de guérison par ce procédé.

Quant au traitement médical il est nul. On se bor-
nera à soutenir les forces du malade.

Conclusions. — 1º On voit quelquefois survenir à la
suite des traumatismes une complication redoutable
caractérisée par une gangrène à marche foudroyante
et à terminaison presque toujours fatale.

2º Cet état est généralement accompagné d'une
dyspnée qui souvent précède tout phénomène local.

3º Cette affection est due au brusque dégagement des
gaz du sang.

4º Quoique son pronostic soit excessivement grave,
la guérison peut être quelquefois obtenue par une intervention chirurgicale rapide.

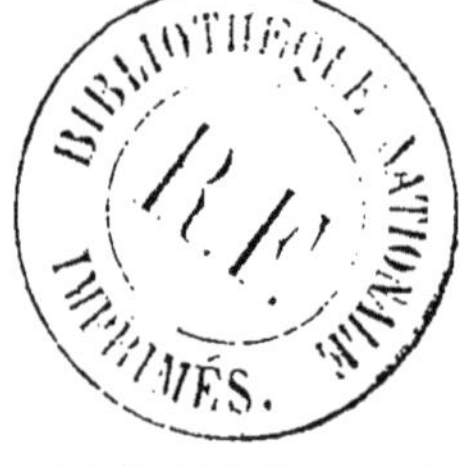

Paris. A. Parent, imprimeur de la Faculté de Médecine, rue Mr-le-Prince, 31

9 782013 586474